MITARBEITER-MERKBLATT ZUM LASER-, RÖNTGEN- UND STRAHLENSCHUTZ 2019

Einleitung

Der gesetzliche Strahlenschutz (in erster Linie Strahlenschutzgesetz (StrlSchG) und die Strahlenschutzverordnung (StrlSchV)) bezweckt, Patienten, Umwelt, Ärzte und Beschäftigte vor Gesundheitsgefährdungen durch die Einwirkung von natürlichen, überwiegend aber umgangsbedingten künstlichen Strahlenquellen, wie radioaktiver Alpha-, Beta-, Gamma-, Neutronen- und Röntgenstrahlung (ionisierende Strahlen), zu schützen. In (Zahn-)Arztpraxen sind Beschäftigte bei Röntgenuntersuchungen und Strahlentherapien häufig Strahlung ausgesetzt oder haben Umgang damit.

Hinweis: Unter „Umgang" wird neben der Verarbeitung von radioaktiven Stoffen auch die Bearbeitung, die Beseitigung und die Lagerung verstanden.

1 ALLGEMEINES ZUM RÖNTGENSCHUTZ

Die Anwendung von Röntgenstrahlen ist nur dann gerechtfertigt, wenn das Strahlenrisiko gegenüber dem diagnostischen oder therapeutischen Nutzen gering ist (Grundsatz der rechtfertigenden Indikation, s. u.).

Strahlenrisiko ist meist gering

Ganz überwiegend werden Röntgenuntersuchungen mit sehr niedrigen Dosen durchgeführt. Wie oben erwähnt, wird vorsorglich angenommen, dass jede Röntgenuntersuchung mit einem gewissen – wenn auch entsprechend geringen – Strahlenrisiko verbunden ist, was bedeutet, dass von einem proportionalen Zusammenhang zwischen Dosis und Krebsrisiko auszugehen ist. Dies gilt auch für ganz geringe Dosiswerte.

Strahlenrisiko ist altersabhängig

Bei der Bewertung des Strahlenrisikos muss laut BfS (Bundesamt für Strahlenschutz) berücksichtigt werden, dass der größte Teil aller Röntgenuntersuchungen bei älteren Patienten durchgeführt wird, die bereits. Dies gilt vor allem für dosisintensivere Verfahren wie die Computertomographie. Diesbezüglich wird davon ausgegangen, dass das Strahlenrisiko bei gleicher Dosis bei einem älteren Menschen geringer ist als bei jüngeren Patienten.

Reduzierung medizinischer Strahlenexposition

Verständlicherweise rät das BfS, dass die Strahlenexposition so gering wie möglich zu halten ist. Dazu werden fünf Empfehlungen ausgesprochen:

1. Unnötige Röntgenuntersuchungen vermeiden

Röntgenuntersuchungen sind nur dann sinnvoll, wenn der resultierende Befund eine Verdachtsdiagnose ausschließen oder bestätigen kann oder falls er sich auf die Art der Behandlung auswirkt.

2. Dosisoptimierung

Die meisten Untersuchungsarten in der Röntgendiagnostik sind standardisiert, jede sollte nach den Grundsätzen des Strahlenschutzes optimiert werden. Da die Anwendung von Dosisgrenzwerten den diagnostischen Nutzen einschränken könnte, wird derzeit international empfohlen, für medizinische Expositionen keine Dosisgrenzwerte zu verwenden. Gleichwohl sind Ärztinnen und Ärzte verpflichtet, jede einzelne Untersuchung so durchzuführen, dass die Strahlenexposition für den Patienten so gering wie möglich ist.

Praxistipp: Das BfS veröffentlicht diagnostische Referenzwerte als Richtwerte, die bei Standarduntersuchungen bei normalgewichtigen Patienten in der Regel nicht überschritten werden sollten.

3. Rechtfertigende Indikation

Eine Röntgenuntersuchung ist gerechtfertigt, wenn der Patient aus der Untersuchung einen erheblichen Nutzen zieht und das Strahlenrisiko demgegenüber gering ist. Die entsprechend sorgfältige Nutzen-Risiko-Abwägung (rechtfertigende Indikation) muss durch fachkundiges ärztliches Personal erfolgen.

4. Alternative Bildgebungsverfahren

Ärzte sind verpflichtet, Verfahren mit geringerer oder keiner Strahlenexposition zu berücksichtigen, wenn diese gleichwertige oder bessere Informationen liefern können. Ggf. sind alternative Diagnoseverfahren wie bspw. Ultraschalluntersuchungen oder Magnetresonanztomographien einzusetzen.

5. Röntgenpass

Obwohl der Röntgenpass laut neuem Strahlenschutzrecht nicht mehr vorgeschrieben wird, hält ihn das BfS weiterhin für ein wichtiges Instrument, um unnötige Wiederholungsuntersuchungen zu vermeiden und Vergleichsmöglichkeiten mit vorherigen Aufnahmen zu schaffen. Es wird Patienten empfohlen, ihre Röntgenuntersuchungen weiterhin selbst zu dokumentieren.

Drei Verfahren der Röntgendiagnostik

Zu Untersuchungszwecken werden aktuell in aller Regel drei Techniken verwendet:

- Röntgenaufnahme,
- Röntgendurchleuchtung und
- Computertomographie (CT) sowie andere tomographische Verfahren.

1. Röntgenaufnahme

Besonders häufig sind konventionelle Röntgenaufnahmen, die mit einer relativ niedrigen Strahlenexposition verbunden sind. Dabei wird für den Bruchteil einer Sekunde Röntgenstrahlung in Richtung des zu untersuchenden Körperteils des Patienten gerichtet. Die den Körper durchdringende Strahlung wird mit einem digitalen Detektor oder mit einem Film-Folien-System (selten) sichtbar gemacht. Dichte Strukturen, zum Beispiel Knochen, werden hell dargestellt, weniger dichte Gewebe wie Fettgewebe sind dunkel. Weichteilgewebe (bspw. Knorpel) sind in unterschiedlichen Grautönen sichtbar.

2. Röntgendurchleuchtung (Fluoroskopie)

Laut BfS kann zur Untersuchung von Bewegungsvorgängen (bspw. Schluck- oder Herzbewegungen) oder zur genaueren Beurteilung von sich überlagernden Strukturen ggf. eine Röntgendurchleuchtung notwendig sein. Hier durchdringt eine schwache Röntgenstrahlung den Körper und erzeugt auf einem Leuchtschirm eine Bildserie, die mittels elektronischer Bildverstärkung auf einen Monitor übertragen wird. So funktioniert auch die Angiographie. Dabei wird dem Patienten ein Kontrastmittel verabreicht, um Gefäße sichtbar zu machen.

Aufpassen: Bei Durchleuchtungen ist die Strahlendosis im Vergleich zu Röntgenaufnahmen zum Teil deutlich erhöht.

3. Computertomographie (CT) und andere tomographische Verfahren

Hier handelt es sich um ein sogenanntes Schnittbildverfahren. Röntgenstrahler und ein gegenüberliegender Strahlendetektor fahren dabei kreis- oder spiralförmig um den Körper des Patienten und erzeugen eine Vielzahl von Röntgenaufnahmen aus verschiedenen Richtungen (Projektionen). Aus den jeweiligen Projektionsbildern werden mithilfe eines Computerprogramms überlagerungsfrei Schnittbilder erzeugt, auf denen sich unterschiedlich dichte Gewebe kontrastreich darstellen lassen.

Aufpassen: Beim CT ist die Strahlendosis im Vergleich zu einer klassischen Röntgenaufnahme ebenfalls relativ hoch.

Weitere Schnittbildverfahren in diesem Zusammenhang sind

- die digitale Volumentomographie DVT (Cone Beam CT, CBCT) und
- die Tomosynthese-Mammographie (digitale Brust-Tomosynthese, DBT).

Die DVT wird vor allem in der Zahnmedizin und Kieferorthopädie eingesetzt, die DBT wird bspw. zur weiteren Abklärung eines auffälligen Brustbefundes nach einer herkömmlichen Mammographie verwendet.

2 ALLGEMEINES ZUM LASEREINSATZ

Für die Anwendung von Lasern in der Medizin stehen verschiedene Lasertypen in einem großen Wellenlängenbereich von 193 nm (Nanometer) bis 10,6 ?m (Mikrometer) und mit Leistungen von einigen Milliwatt (mW) bis rund 250 Watt zur Verfügung. Die Wahl eines geeigneten Lasers für eine medizinische Anwendung wird durch folgende Gesichtspunkte bestimmt:

- Laserwellenlänge
- Absorptionscharakteristika des zu behandelnden Gewebes
- Zeitlich applizierte Energie (Strahlleistungsdichte, Gewebeoberflächenenergiedichte und Expositionsdauer)
- Applikationsmodus der Energie (CW oder gepulste Strahlung und direkter Kontakt oder kontaktlos mit dem Gewebe)

Im Vergleich zu herkömmlichen inkohärenten optischen Strahlenquellen verfügt der Laser über sehr hohe Leistungsdichten sowie die Fähigkeit, ultrakurze Pulse im Bereich von bis 10 s bis 15 s auszusenden. Erst dadurch ist es möglich geworden, mit einer optischen Strahlenquelle Gewebe präzise zu schneiden und schonend abzutragen. Darüber hinaus können über die Einkoppelung hoher Leistungen in Lichtwellenleiter endoskopische Anwendungen vorgenommen werden. Mittels einer Laserbehandlung kann der Ort der Applikation exakt bestimmt und das Therapievolumen permanent kontrolliert werden, ohne dass es zu einer erheblichen mechanischen Traumatisierung des umliegenden Gewebes kommt.

3 ALLGEMEINES ZUM SCHUTZ VOR NICHTIONISIERENDER STRAHLUNG

Nichtionisierende Strahlung umfasst elektrische, magnetische und elektromagnetische Felder in einem Frequenzbereich von 0 Hertz bis 300 Gigahertz, optische Strahlung im Wellenlängenbereich von 100 Nanometern bis 1 Millimeter sowie Ultraschall im Frequenzbereich von 20 Kilohertz bis 1 Gigahertz. In Ausübung der Heil- oder Zahnheilkunde darf die Anwendung von nichtionisierender Strahlung oberhalb bestimmter Schwellenwerte nur erfolgen, wenn ein Arzt oder Zahnarzt mit der erforderlichen Fachkunde eine rechtfertigende Indikation (Nutzen-Risiko-Abwägung) gestellt hat (Gesetz zum Schutz vor nichtionisierender Strahlung bei der Anwendung am Menschen, NiSG). Die Ausgestaltung der erforderlichen Fachkunde und die Festlegung der anwendungsbezogenen Schwellenwerte, ab denen eine rechtfertigende Indikation zu stellen ist, werden in der dazugehörigen Verordnung (Verordnung zum Schutz vor schädlichen Wirkungen nichtionisierender Strahlung bei der Anwendung am Menschen, NiSV), die im Rahmen des neuen Strahlenschutzrechts in Kraft getreten ist, geregelt.

Aufpassen: Die NISV gilt laut der Definition des Anwendungsbereichs in § 1 NiSV nicht für Arztpraxen, dort ist nur das NiSG anwendbar.

In der Heil- oder Zahnheilkunde werden in unterschiedlichen Bereichen der Diagnostik und der Therapie elektrische, magnetische und elektromagnetische Felder mit zum Teil sehr hohen Feldstärken sowie optische Strahlung und Ultraschall angewendet. Unter anderem sind in diesem Zusammenhang die folgenden Verfahren zu nennen:

- Magnetresonanzverfahren/Kernspinresonanzverfahren,
- Reizstromtherapie,
- Mikrowellentherapie,
- Magnetfeldtherapie, Infrarottherapie und
- UV-Therapie.

Um durch eine Anwendung einen therapeutischen Effekt zu erzielen, muss die Wirkungsschwelle, auf deren Grundlage die Grenzwerte zum Schutz der Bevölkerung abgeleitet wurden, erreicht bzw. überschritten werden. Mit dem Erreichen bzw. Überschreiten der Wirkungsschwelle können negative Auswirkungen nichtionisierender Strahlung für Patientinnen und Patienten einhergehen. Bei den in der NiSV festgelegten Werten handelt es sich weder um Vorsorgewerte noch um Schutzwerte, die für die allgemeine Bevölkerung gelten, sondern um wesentlich höhere Werte, bei deren Überschreitung mit konkreten negativen gesundheitlichen Auswirkungen zu rechnen ist. Deshalb bedarf es oberhalb dieser Werte einer sorgfältigen Abwägung von Nutzen und Risiko der Strahlenbelastung durch nichtionisierende Strahlung durch eine berechtigte Person, welche die Folgen und Wirkungen in diesem Anwendungsbereich der nichtionisierenden Strahlung einschätzen kann. Der NiSV unterfallen IPL- und Lasergeräte, Hoch- und Niedrigfrequenzgeräte, Ultraschallgeräte und Gleichstromgeräte und Magnetfeldgeräte, die nichtionisierende Strahlung aussenden.

4 SCHUTZMASSNAHMEN UND PFLICHTEN DES MITARBEITERS

Schutzmaßnahmen/Pflichten bei Röntgen- und Bestrahlungseinrichtungen

1. Das Bestehen einer Schwangerschaft ist dem Strahlenschutzverantwortlichen bzw. Strahlenschutzbeauftragten sofort mitzuteilen.
2. Die Beachtung der Strahlenschutzanweisung, Betriebsanweisungen und Arbeitsanweisungen ist zwingende Voraussetzung für jede Tätigkeit.
3. Bei jeder Tätigkeit sind die vorgesehenen Schutzmittel (Schutzkleidung, Schutzausrüstung) zu verwenden.
4. Zutrittsregelungen müssen zwingend eingehalten werden.
5. Jeder Mitarbeiter hat seine Arbeit so zu organisieren und durchzuführen, dass dadurch andere Personen und sie selbst nicht gefährdet werden.
6. Mängel an Strahlenschutz-, Kontroll- oder Messeinrichtungen sind unverzüglich dem Strahlenschutzbeauftragten oder dem Strahlenschutzverantwortlichen zu melden.
7. Es dürfen nur eingewiesene und unterwiesene fachlich qualifizierte Mitarbeiter an Röntgen- und Bestrahlungseinrichtungen tätig sein (s. § 145 StrlSchV). Tätigkeiten, die einen besonderen Fachkundenachweis erfordern, dürfen nur von Mitarbeitern verrichtet werden, die diesen Fachkundenachweis besitzen.
8. Alle Mitarbeiter haben darauf zu achten, dass die Strahlendosis für Patienten, andere Beschäftigte und sie selbst so gering wie möglich gehalten wird (Minimierungsgebot bei der Strahlenexposition).
9. Alle Mitarbeiter müssen bei ihrer strahlenschutzrelevanten Tätigkeit die sechs „A" zum Schutz vor Röntgenstrahlung beachten:
   - **A**usbildung
   - **A**bstand (quadratisches Abstandsgesetz)

- **A**ufenthaltszeit in unmittelbarer Nähe der Strahlenquelle begrenzen
- **A**bschirmung (Abdeckungen mit Bleigummi usw.)
- **A**rbeitsvorbereitung (Lagerung, Einblendung usw.)
- **A**rbeitsweise (z.B. Durchleuchtungszeit, Bildverarbeitung)

10. Offene radioaktive Stoffe dürfen an Arbeitsplätzen nur so lange und in solchen Aktivitäten vorhanden sein, wie das Arbeitsverfahren es erfordert.

11. Betreuungs? und Begleitpersonen von Patienten darf der Zutritt zum Kontrollbereich nur aus zwingenden Gründen gestattet werden (bspw. das Filmhalten bei kleinen Kindern). Diese Personen sind vorab über die potenziellen Gefahren bei der Anwendung von Röntgenstrahlen und ihre Vermeidung zu unterweisen.

12. Essen und Trinken sind im Bereich der Röntgen- und Bestrahlungseinrichtungen grundsätzlich untersagt.

Schutzmaßnahmen/Pflichten bei Lasereinrichtungen

1. Beschäftigte dürfen niemals in den sichtbaren Laserstrahl blicken.

2. Das Bestehen einer Schwangerschaft ist dem Praxisinhaber bzw. Laserschutzbeauftragten sofort mitzuteilen.

. Die Beachtung der laserbezogenen Betriebsanweisungen und Arbeitsanweisungen ist zwingende Voraussetzung für jede Tätigkeit.

4. Bei jeder Tätigkeit sind die vorgesehenen Schutzmittel (Schutzkleidung, Schutzausrüstung) zu verwenden.

5. Zutrittsregelungen zum Laserbereich müssen zwingend eingehalten werden.

6. Jeder Mitarbeiter hat seine Arbeit so zu organisieren und durchzuführen, dass dadurch andere Personen und sie selbst nicht gefährdet werden.

7. Mängel der Lasereinrichtungen sind unverzüglich dem Strahlenschutzbeauftragten oder dem Strahlenschutzverantwortlichen zu melden.

8. Es dürfen nur eingewiesene und unterwiesene fachlich qualifizierte Mitarbeiter an Lasereinrichtungen tätig sein. Tätigkeiten, die einen besonderen Fachkundenachweis erfordern, dürfen nur von Mitarbeitern verrichtet werden, die diesen Fachkundenachweis besitzen.

9. Im Laserbereich dürfen Beschäftigte nur dann tätig werden, wenn das Arbeitsverfahren dies erfordert. Der Zugang ist für Unbefugte untersagt.

10. Betreuungs? und Begleitpersonen von Patienten darf der Zutritt zum Laserbereich nur aus zwingenden Gründen gestattet werden. Diese Personen sind vorab über die potenziellen Gefahren bei der Anwendung von Laserstrahlen zu unterweisen.

11. Essen und Trinken sind im Bereich der Lasereinrichtung grundsätzlich untersagt.

12. Wenn Instrumente bei medizinischer Anwendung in den Strahlengang gebracht werden müssen, dürfen nur solche verwendet werden, die durch Formgebung und Material gefährliche Reflexionen weitgehend ausschließen.

13. Beim Lasereinsatz müssen die dabei verwendeten optischen Einrichtungen zur Beobachtung oder Einstellung mit geeigneten Laser-Schutzfiltern ausgerüstet sein.

14. Bei der medizinischen Anwendung der Laserstrahlung von Laser-Einrichtungen der Klasse 4 mittels eines freibeweglichen Lichtwellenleiterendes oder Handstücks muss grundsätzlich darauf geachtet werden, dass Hilfsgeräte und Abdeckmaterialien, die dem Laserstrahl versehentlich ausgesetzt werden können, möglichst nicht bzw. nur gering reflektierend und mindestens schwer entflammbar sind.

15. Es dürfen nur Tuben und Sonden verwendet werden, die aus Materialien bestehen oder mit Materialien umhüllt werden, die ausreichend beständig gegen die verwendete Laserstrahlung sind.

Information für Betreuungs- und Begleitpersonen

Patient/Anschrift ______________________

Geburtsdatum ______________________

Begleitperson/Anschrift ______________________

Geburtsdatum ______________________

Bei der Röntgenuntersuchung von Patienten ist eine Mitbestrahlung der im Röntgenraum anwesenden Personen nicht auszuschließen.

Die bei unseren Untersuchungen auftretenden Strahlungswerte (Dosis) wurden für verschiedene Aufenthaltsplätze im Röntgenraum ermittelt. Sie liegen, auch im ungünstigsten Fall, deutlich unterhalb der natürlichen Strahlung. Maßnahmen, wie zum Beispiel das Anlegen von Strahlenschutzkleidung und die Festlegung Ihres Aufenthaltsorts, sollen Ihre Strahlendosis beim Aufenthalt im Röntgenraum jedoch so niedrig wie möglich halten. Folgen Sie daher unbedingt den Anweisungen des Personals. Weitere Informationen stellen wir Ihnen auf Nachfrage gerne zur Verfügung.

Schwangerschaft:

Zum besonderen Schutz des ungeborenen Lebens sollen schwangere Frauen nur in zwingenden Fällen als helfende Personen tätig werden. Bitte informieren Sie uns gegebenenfalls, sodass möglichst andere Lösungen gefunden werden.

Bemerkungen:

Mit meiner Unterschrift bestätige ich, dass ich den Inhalt dieser Information zur Kenntnis genommen habe.

5 GEFÄHRDUNGEN UND BESCHÄFTIGUNGSVERBOTE

Gefährdungen durch Röntgen- und Bestrahlungseinrichtungen

Röntgenstrahlung kann potenziell die menschliche Erbinformation (DNA) schädigen. In der weitaus überwiegenden Zahl der Fälle kann der Schaden zwar lokal von zelleigenen Enzymen repariert werden. Findet eine vollwertige Reparatur allerdings nicht statt, können für die geschädigte Zelle zwei mögliche Folgen eintreten:

1. Die Zelle verliert ihre Möglichkeit zur Teilung und es tritt der Zelltod ein. Wenn es sich nur um einzelne Zellen handelt, ist dieser Vorgang in der Regel ohne Folgen für den Betroffenen.
2. Die veränderte Zelle kann sich weiter teilen und die veränderte Erbinformation weitergeben. Es handelt sich um eine Mutation. Hieraus kann potenziell eine unkontrollierte Neubildung, ein sogenanntes Karzinom (im Volksmund Krebs genannt), entstehen.

Das erste Szenario, der Zelltod, wird als deterministischer Strahlenschaden bezeichnet. Ab einer bestimmten Dosis, welche zu einer deutlichen Steigerung des auch natürlich vorkommenden Zelltods am geschädigten Areal führen muss, tritt dieser Schaden grundsätzlich auf. Er ist somit genau vorhersehbar und bedeutet, dass jeder Mensch, der über diesem Schwellenwert bestrahlt wurde, erkranken wird. Dieses Phänomen ist seit den größeren Strahlenunfällen (z. B. in Tschernobyl) oder nach Atomwaffenexplosionen in direkter Nähe zum Explosionsherd generell aufgetreten. Für die Gesundheitsgefährdung durch diagnostische Röntgenaufnahmen ist auch der stochastische Strahlenschaden von Bedeutung. Dieser beruht auf einer Mutation (Veränderung des Erbguts) einer betroffenen Zelle und besitzt keinen Schwellenwert. Die Eintrittswahrscheinlichkeit eines Schadens scheint hier mit steigender Dosis zuzunehmen. Es handelt sich aber bislang um eine Theorie, bewiesen ist das Phänomen letztlich nicht. Da die Theorie aber sehr wahrscheinlich korrekt ist, basiert darauf der gesamte Aufbau des Strahlenschutzes – der Grundsatz, die Dosis stets so niedrig wie möglich zu halten und strahlenempfindlichere Gewebe oder Personen so weit wie möglich zu schonen.

Gefährdungen beim Einsatz von Lasern

Vor dem Hintergrund, dass optische Strahlung nur oberflächlich in menschliches Gewebe eindringt, kann sie die inneren Organe nicht erreichen. Deshalb ist die Wirkung optischer Strahlung auf die Augen und die Haut begrenzt.

Vorsicht: Hochenergetische Laser können allerdings in kurzer Zeit die Haut und die darunterliegenden Gewebestrukturen durch Abtragung durchdringen.

Die Art und die Schwere einer Schädigung von Haut und/oder Auge hängen von

- der Bestrahlungsstärke (starke Bündelung der Laserstrahlung ermöglicht hohe Bestrahlungsstärken),
- der Bestrahlungsdauer,
- der bestrahlten Fläche sowie
- den optischen Eigenschaften des Gewebes (insbesondere das Absorptionsvermögen)

ab. Der Grad des Absorptionsvermögens hängt von der Wellenlänge ab, die mit den unterschiedlichen optischen Eigenschaften der Gewebebestandteile korrespondiert. Während kurzwellige UV-Strahlung und langwellige IR-Strahlung schon an der Oberfläche absorbiert werden, dringt Strahlung in den Spektralbereichen der sichtbaren Strahlung sowie der IR-A-Strahlung tiefer in das Gewebe ein.

Folgende Gesundheitsschäden können beim Lasereinsatz bei Beschäftigten auftreten:

- Augenschädigung,
- Hautschädigung,
- Blendungsgefahr,
- Lebensgefahr (Hochleistungslaser mit Strahlungsleistungen von mehreren kW) und
- sonstige Gefährdungen (Brandgefahr, Explosionsgefahr, Gefährdungen durch inkohärente optische Strahlung, Gefährdungen durch ionisierende Strahlung, Gefährdungen durch Gase, Dämpfe, Stäube, Nebel und Aerosole).

Indirekte Auswirkungen der Laserstrahlung

Außer den direkten Gefährdungen für Augen und Haut kann Laserstrahlung weitere indirekte sonstige Gefährdungen hervorrufen. So drohen z. B. Brand- und Explosionsgefahr, wenn der Laserstrahl auf brennbares Material oder eine explosionsfähige Atmosphäre trifft. Beim Einsatz von Lasern bei der Materialbearbeitung können gesundheitsschädliche Materialzersetzungsprodukte in Form von Rauchen, Dämpfen sowie UV-Strahlung entstehen. Darüber hinaus kann auch die Technik des Lasers zu Gefährdungen führen, z. B. wenn es zum Kontakt mit toxischen Stoffen (Flüssigkeiten, Gase) des aktiven Mediums kommt. Da Laser elektrische Energie benötigen, muss auch stets die elektrische Sicherheit im Auge behalten werden.

Beschäftigungsverbote und -beschränkungen in Röntgen- und Bestrahlungseinrichtungen

Schwangere Beschäftigte müssen den Strahlenschutzverantwortlichen unverzüglich über das Bestehen ihrer Schwangerschaft informieren. Der Strahlenschutzverantwortliche muss dann nach § 69 StrlSchV dafür sorgen, dass

- die berufliche Exposition der schwangeren Person arbeitswöchentlich ermittelt wird und
- die Arbeitsbedingungen der schwangeren oder stillenden Personen so gestaltet werden, dass eine innere berufliche Exposition ausgeschlossen ist.

Er ist ebenfalls verpflichtet, die ermittelte Exposition der schwangeren Mitarbeiterin unverzüglich mitzuteilen. Laut § 70 StrlSchV muss der Strahlenschutzverantwortliche dafür sorgen, dass Personen beim Umgang mit offenen radioaktiven Stoffen, deren Aktivität und spezifische Aktivität die Freigrenzen der Anlage 4 Tabelle 1 Spalte 2 und 3 der StrlSchV überschreitet.

1. die erforderliche Schutzkleidung tragen,
2. die erforderliche Schutzausrüstung verwenden und
3. ein Verhalten, durch das sie radioaktive Stoffe aufnehmen können, insbesondere Essen, Trinken, Rauchen und die Verwendung von Gesundheitspflegemitteln und kosmetischen Mitteln, untersagt wird.

Personen unter 18 Jahren dürfen nicht mit offenen radioaktiven Stoffen, deren Aktivität und spezifische Aktivität die Freigrenzen der Anlage 4 Tabelle 1 Spalte 2 und 3 überschreiten, umgehen, wenn der Umgang genehmigungsbedürftig ist. Satz 1 Nummer 1 und 2 gilt entsprechend beim Aufenthalt in Bereichen, in denen mit den in Satz 1 genannten Stoffen umgegangen wird, es sei denn, dies ist bei Patienten oder Betreuungs- und Begleitpersonen auf-grund der Aufenthaltsdauer nicht zumutbar.

Dosisbegrenzung bei Überschreitung von Grenzwerten

Wurde unter Verstoß gegen § 78 des Strahlenschutzgesetzes ein Grenzwert im Kalenderjahr überschritten, ist eine Weiterbeschäftigung als beruflich exponierte Person laut § 73 StrlSchV nur zulässig, wenn der Strahlenschutzverantwortliche dafür sorgt, dass die Expositionen in den folgenden vier Kalenderjahren unter Berücksichtigung der erfolgten Grenzwertüberschreitung so begrenzt werden, dass die Summe der Dosen das Fünffache des jeweiligen Grenzwerts nicht überschreitet. Wenn die Überschreitung eines Grenzwerts so hoch ist, dass die bisherige Beschäftigung nicht fortgesetzt werden kann, kann die zuständige Behörde im Benehmen mit einem ermächtigten Arzt und mit Zustimmung des Mitarbeiters Ausnahmen zulassen.

Beschäftigungsbeschränkungen beim Einsatz von Lasern

Es gibt Beschäftigte, die z. B. aufgrund einer Vorerkrankung des Auges oder der Haut besonders gefährdet sind und deshalb eines speziellen Schutzes bedürfen. Hier müssen ggf. über die Expositionsgrenzwerte des § 6 OStrV hinaus individuell auf den jeweiligen Beschäftigten angepasste Schutzmaßnahmen ergriffen werden. Empfehlenswert ist in diesem Zusammenhang, dass sich die betroffenen Beschäftigten im Vorfeld einer arbeitsmedizinischen Beratung unterziehen. Als besonders gefährdete Personengruppen gelten:

- Beschäftigte mit Vorerkrankungen der Haut

  Beschäftigte, die bereits eine Hautkrebserkrankung hatten, weisen ein erhöhtes Risiko auf, erneut an Hautkrebs zu erkranken. Hautverletzungen (z. B. durch Verbrennungen) können zu einer höheren Empfindlichkeit gegenüber optischer Strahlung führen.

- Beschäftigte mit einer überdurchschnittlich fotosensiblen Haut

  Die Haut von manchen Beschäftigten reagiert empfindlicher auf sichtbare und ultraviolette Strahlung als beim Durchschnitt der Beschäftigten. Eine derartige individuell erhöhte Fotosensibilität kann auf eine Erkrankung hindeuten oder anlagebedingt sein.

- Beschäftigte mit Vorerkrankungen der Augen

  Beschäftigte mit getrübten Augenlinsen weisen eine erhöhte Blendempfindlichkeit auf. Im Falle eines vorgeschädigten Auges besteht eine erhöhte Gefährdung für die Einschränkung des gesamten Sehvermögens.

- Beschäftigte mit einer künstlichen Linse

  Bei Beschäftigten mit einer künstlichen Augenlinse, die nicht der spektralen Transmission der natürlichen Augenlinse entspricht, kann die Netzhaut besonders gefährdet sein.

- Beschäftigte, die Medikamente einnehmen, die die Fotosensibilität erhöhen

  Bestimmte Inhaltsstoffe von Medikamenten können die Fotosensibilität der Haut deutlich erhöhen. Beschäftigte, die solche Medikamente einnehmen, sind demgemäß besonders gefährdet.

Bezüglich der Sicherheit und Gesundheit von Kindern und Jugendlichen am Arbeitsplatz gelten die Vorgaben des Jugendarbeitsschutzgesetzes (JArbSchG) sowie die der Kinderarbeitsschutzverordnung (KindArbSchV). Bezüglich der Sicherheit und der Gesundheit von Schwangeren und stillenden Müttern am Arbeitsplatz sind die Bestimmungen des Mutterschutzgesetzes (MuSchG) sowie der Verordnung zum Schutz der Mütter am Arbeitsplatz (MuSchArbV) zu berücksichtigen.

Mitteilungspflichten des Mitarbeiters

Jeder Mitarbeiter ist verpflichtet, Vorerkrankungen oder akute Erkrankungen der Haut und/oder der Augen dem Praxisinhaber bzw. dem Laserschutzbeauftragten sofort mitzuteilen. Das Gleiche gilt für eine bestehende oder neu erworbene überdurchschnittliche Fotosensibilisierung der Haut oder für Beschäftigte mit künstlichen Augenlinsen.

6 VERHALTEN BEI EINEM NOT- BZW. STÖRFALL

Not- und Störfälle bei Röntgen- und Bestrahlungseinrichtungen

Die Strahlenschutzanweisung/Betriebsanweisung zu Not- und Störfällen ist zwingend zu beachten.

Der Strahlenschutzbeauftragte und der Strahlenschutzverantwortliche müssen unverzüglich von dem entsprechenden Ereignis in Kenntnis gesetzt werden.

Die Gefahrenzone muss unverzüglich geräumt und ggf. der Kontrollbereich neu festgelegt werden. Sie sind so zu sichern, dass Dritte diesen Bereich nicht unwissentlich betreten können.

Die Bergung der Strahlenquelle darf niemals von unbefugten oder ungeschulten Personen ausgeführt werden.

Während der Rückhol- bzw. Bergungsmaßnahmen ist unbedingt sicherzustellen, dass die Strahlenquelle keinen Körperkontakt hat. Das Berühren mit den Händen ist untersagt.

Zur Vorbereitung und Unterstützung von Notfallmaßnahmen werden ausschließlich die entsprechenden Ausrüstungsgegenstände verwendet.

Störfälle dürfen nur unter Anweisung eines Strahlenschutzbeauftragten für die Gesamtleitung behoben werden.

Not- und Störfälle in Laserbereichen

Verhalten bei Störfällen

1. Bei Auftreten von Gefahren vor oder während der Arbeit ist der Praxisinhaber/Laserschutzbeauftragte zu informieren. Name: ... Telefon: ...
2. Der Praxisinhaber/Laserschutzbeauftragte ist berechtigt und verpflichtet, die Tätigkeiten erforderlichenfalls zu unterbrechen oder abzubrechen.
3. Bei Arbeitsunterbrechung ist der Laserbereich abzusichern.
4. Wartungs-, Service- und Instandsetzungsarbeiten dürfen nur vom Praxisinhaber/Laserschutzbeauftragten beauftragt werden.

Verhalten bei Not- und Unfällen

1. Vor Rettung/Bergung von Verletzten Eigensicherung beachten
2. Anlage abschalten (Stromzufuhr ausschalten, Not-Aus-Schalter betätigen etc.)
3. Soforthilfe leisten
4. Notruf (112) oder „betrieblichen“ Notruf, der nach außen durch qualifiziertes Personal weitergeleitet wird, absetzen
5. Erste Hilfe leisten
6. Unfallmeldung an Laserschutzbeauftragten/Praxisinhaber

7 EINWEISUNGS- UND UNTERWEISUNGSERKLÄRUNGEN

Im Einzelnen wurde auf die nachstehenden Punkte und deren Einhaltung besonders hingewiesen:

1. Das Strahlenschutzgesetz und die Strahlenschutzverordnung sind für den Mitarbeiter zur Einsicht ständig verfügbar.
2. Anhand der deutschsprachigen Gebrauchsanweisung wurde der Mitarbeiter in die sachgerechte Handhabung der Röntgen- und/oder Bestrahlungseinrichtung durch eine entsprechend qualifizierte Person eingewiesen. Die Gebrauchsanweisung, die Bescheinigung nach § 19 Abs. 3 Nr. 1 StrlSchG, der letzte Prüfbericht der Wiederholung der Strahlenschutzprüfung nach § 88 Abs. 4 Nr. 1 StrlSchV und gegebenenfalls die Bescheinigungen über Sachverständigenprüfungen nach wesentlichen Änderungen des Betriebs der Röntgeneinrichtung werden vom Praxisinhaber bereitgehalten.
3. Sofern personenbezogene Daten des Mitarbeiters zur Beachtung der Strahlenschutzgrundsätze verarbeitet und genutzt werden, werden sie nur zu diesem Zweck verwendet. Die Vorgaben der DSGVO werden eingehalten.
4. Im Hinblick auf die Risiken einer Strahlenexposition für das ungeborene Kind muss gemäß § 63 Abs. 5 StrlSchV darauf hingewiesen werden, dass dem Strahlenschutzverantwortlichen eine Schwangerschaft so früh wie möglich mitzuteilen ist. Das betrifft alle Personen, denen der Zutritt zum Kontrollbereich gestattet ist (z. B. Patientinnen, Begleit- und Betreuungspersonen).
5. Unterweisungen nach § 63 StrlSchV werden vor Aufnahme der Tätigkeit („Erstunterweisung“), mindestens einmal jährlich („Wiederholungsunterweisung“) und bei wesentlichen Änderungen im Aufgaben-/Tätigkeitsbereich während der Arbeitszeit durchgeführt.

8 UNTERWEISUNG GEM. § 63 StrlSchV

Kenntnisnahme

Mitarbeitermerkblatt wurde übergeben am

Hiermit bestätige ich, dass ich das Mitarbeitermerkblatt zur Kenntnis genommen und verstanden habe.

Name/Vorname: ______________________ Unterschrift: ______________________

Unterweisung gem. § 63 StrlSchV

Bezeichnung
Betriebsstätte/Abteilung ______________________

Unterweisender
(Name inkl. Unterschrift): ______________________

Ort/Datum: ______________________ den ______________________

Durch die jeweilige Unterschrift wird bestätigt, dass der Unterzeichner gemäß § 63 StrlSchV über

- Arbeitsmethoden
- möglichen Gefahren
- Anzuwendende Sicherheits- und Schutzmaßnahmen,
- wesentlichen Inhalte des Strahlenschutzrechts, der Genehmigung oder Anzeige, der Strahlenschutzanweisung sowie
- Verarbeitung und Nutzung personenbezogener Daten zum Zweck der Überwachung von Dosisgrenzwerten und der Beachtung der Strahlenschutzgrundsätze

unterrichtet wurde.

Die Unterweisungen sind mindestens einmal jährlich zu wiederholen.

Eine Schwangerschaft ist in Hinblick auf die Risiken einer Strahlenexposition für das ungeborene Kind dem Strahlenschutzverantwortlichen und dem Strahlenschutzbeauftragten so früh wie möglich mitzuteilen, eine Kontamination kann beim Vorhandensein von offenen radioaktiven Stoffen zu einer inneren Exposition eines ungeborenen oder gestillten Kindes führen (§ 63 Absatz 5 StrlSchV).

☐ Der Hinweis nach § 63 Absatz 5 StrlSchV war Bestandteil der Unterweisung.

Verordnung zum Schutz vor der schädlichen Wirkung ionisierender Strahlung (Strahlenschutzverordnung – StrlSchV)

§ 63 Unterweisung

(1) Der Strahlenschutzverantwortliche hat dafür zu sorgen, dass folgende Personen unterwiesen werden:

1. Personen, die im Rahmen einer anzeige- oder genehmigungsbedürftigen Tätigkeit tätig werden,
2. Personen, denen nach § 55 Absatz 1 Satz 1 Nummer 2 Buchstabe a oder c der Zutritt zu einem Kontrollbereich

erlaubt wird.

Die Unterweisung ist erstmals vor Aufnahme der Betätigung oder vor dem erstmaligen Zutritt zu einem Kontrollbereich durchzuführen. Danach ist die Unterweisung mindestens einmal im Jahr zu wiederholen. Satz 1 Nummer 1 gilt nicht für Personen, die bei der Errichtung von Anlagen zur Erzeugung ionisierender Strahlung tätig sind.

(2) Die Unterweisung hat insbesondere Informationen zu umfassen über

1. die Arbeitsmethoden,
2. die möglichen Gefahren,
3. die anzuwendenden Sicherheits- und Schutzmaßnahmen,
4. die für ihre Beschäftigung oder ihre Anwesenheit wesentlichen Inhalte des Strahlenschutzrechts, der Genehmigung oder Anzeige, der Strahlenschutzanweisung und
5. die zum Zweck der Überwachung von Dosisgrenzwerten und der Beachtung der Strahlenschutzgrundsätze erfolgende Verarbeitung und Nutzung personenbezogener Daten.

Diese Unterweisung kann Bestandteil sonstiger erforderlicher Unterweisungen insbesondere nach arbeitsschutz-, immissionsschutz-, gefahrgut- oder gefahrstoffrechtlichen Vorschriften sein.

(3) Die Unterweisung muss in einer für die Unterwiesenen verständlichen Form und Sprache erfolgen. Die Unterweisung hat mündlich zu erfolgen. Die zuständige Behörde kann zulassen, dass die Unterweisung durch Nutzung von E-Learning-Angeboten oder von audiovisuellen Medien erfolgt, wenn dabei eine Erfolgskontrolle durchgeführt wird und die Möglichkeit für Nachfragen gewährleistet ist.

(4) Der Strahlenschutzverantwortliche hat dafür zu sorgen, dass andere Personen als die in Absatz 1 genannten, denen der Zutritt zu Kontrollbereichen gestattet wird, vorher über die möglichen Gefahren und ihre Vermeidung unterwiesen werden. Dies gilt nicht für Personen, an denen ionisierende Strahlung angewendet wird oder radioaktive Stoffe angewendet werden.

(5) Der Strahlenschutzverantwortliche hat dafür zu sorgen, dass im Rahmen der Unterweisungen darauf hingewiesen wird, dass eine Schwangerschaft im Hinblick auf die Risiken einer Exposition für das ungeborene Kind so früh wie möglich mitzuteilen ist und dass beim Vorhandensein von offenen radioaktiven Stoffen eine Kontamination zu einer inneren Exposition eines ungeborenen oder gestillten Kindes führen kann.

(6) Der Strahlenschutzverantwortliche hat dafür zu sorgen, dass der Inhalt und der Zeitpunkt der Unterweisungen unverzüglich aufgezeichnet werden. Die Aufzeichnung ist von der unterwiesenen Person zu unterzeichnen. Der Strahlenschutzverantwortliche hat dafür zu sorgen, dass die Aufzeichnungen in den Fällen des Absatzes 1 fünf Jahre und in den Fällen des Absatzes 4 ein Jahr lang nach der Unterweisung aufbewahrt und der zuständigen Behörde auf Verlangen vorgelegt werden.

9 UNTERWEISUNG NACH § 8 OStrV (LASEREINRICHTUNG)

Kenntnisnahme

Mitarbeitermerkblatt wurde übergeben am

Hiermit bestätige ich, dass ich das Mitarbeitermerkblatt zur Kenntnis genommen und verstanden habe.

Name/Vorname:	______________________	Unterschrift:	______________________

Unterweisung nach § 8 OStrV (Lasereinrichtung)			
Bezeichnung Betriebsstätte/Abteilung	______________________		
Unterweisender (Name inkl. Unterschrift):	______________________		
Ort/Datum:	______________________	den	______________

Durch die jeweilige Unterschrift wird bestätigt, dass der Unterzeichner gemäß § 63 StrlSchV über

- Gefahrenquellen
- Maßnahmen zur Arbeitssicherheit
- Gesundheitsschutz
- Erste Hilfe

unterrichtet wurde.

Die Unterweisungen sind mindestens einmal jährlich zu wiederholen.

Verordnung zum Schutz der Beschäftigten vor Gefährdungen durch künstliche optische Strahlung (Arbeitsschutzverordnung zu künstlicher optischer Strahlung – OStrV)

§ 8 Unterweisung der Beschäftigten

(1) Bei Gefährdungen der Beschäftigten durch künstliche optische Strahlung am Arbeitsplatz stellt der Arbeitgeber sicher, dass die betroffenen Beschäftigten eine Unterweisung erhalten, die auf den Ergebnissen der Gefährdungsbeurteilung beruht und die Aufschluss über die am Arbeitsplatz auftretenden Gefährdungen gibt. Sie muss vor Aufnahme der Beschäftigung, danach in regelmäßigen Abständen, mindestens jedoch jährlich, und sofort bei wesentlichen Änderungen der gefährdenden Tätigkeit erfolgen. Die Unterweisung muss mindestens folgende Informationen enthalten:

1. die mit der Tätigkeit verbundenen Gefährdungen,
2. die durchgeführten Maßnahmen zur Beseitigung oder zur Minimierung der Gefährdung unter Berücksichtigung der Arbeitsplatzbedingungen,
3. die Expositionsgrenzwerte und ihre Bedeutung,
4. die Ergebnisse der Expositionsermittlung zusammen mit der Erläuterung ihrer Bedeutung und der Bewertung der damit verbundenen möglichen Gefährdungen und gesundheitlichen Folgen,
5. die Beschreibung sicherer Arbeitsverfahren zur Minimierung der Gefährdung auf Grund der Exposition durch künstliche optische Strahlung,
6. die sachgerechte Verwendung der persönlichen Schutzausrüstung.

Die Unterweisung muss in einer für die Beschäftigten verständlichen Form und Sprache erfolgen.

(2) Können bei Tätigkeiten am Arbeitsplatz die Grenzwerte nach § 6 für künstliche optische Strahlung überschritten werden, stellt der Arbeitgeber sicher, dass die betroffenen Beschäftigten arbeitsmedizinisch beraten werden. Die Beschäftigten sind dabei auch über den Zweck der arbeitsmedizinischen Vorsorgeuntersuchungen zu informieren und darüber, unter welchen Voraussetzungen sie Anspruch auf diese haben. Die Beratung kann im Rahmen der Unterweisung nach Absatz 1 erfolgen. Falls erforderlich, hat der Arbeitgeber den Arzt nach § 7 Absatz 1 der Verordnung zur arbeitsmedizinischen Vorsorge zu beteiligen.

10 GERÄTEEINWEISUNG IN TÄTIGKEITEN MIT STRAHLENQUELLEN NACH § 98 StrlSchV

Kenntnisnahme

Mitarbeitermerkblatt wurde übergeben am

Hiermit bestätige ich, dass ich das Mitarbeitermerkblatt zur Kenntnis genommen und verstanden habe.

Name/Vorname: ______________________ Unterschrift: ______________________

Geräteeinweisung nach § 98 StrlSchV

Röntgeneinrichtung/
Bestrahlungseinrichtung: ______________________

Standort: ______________________

Hersteller: ______________________

Unterweisender
(Name inkl. Unterschrift): ______________________

Ort/Datum: ______________________ den ____________

Die Beschäftigten wurden anhand einer deutschsprachigen Gebrauchsanweisung durch eine entsprechend qualifizierte Person in die sachgerechte Handhabung der Röntgeneinrichtung/Bestrahlungseinrichtung eingewiesen.

Es handelt sich um eine

☐ Einweisung durch den Hersteller/Lieferanten bei Erstinbetriebnahme

☐ Einweisung im laufenden Betrieb

Verordnung zum Schutz vor der schädlichen Wirkung ionisierender Strahlung (Strahlenschutzverordnung – StrlSchV)

§ 98 Einweisung in Tätigkeiten mit Strahlungsquellen

Der Strahlenschutzverantwortliche hat dafür zu sorgen, dass bei der Anwendung am Menschen oder der Anwendung am Tier in der Tierheilkunde

1. die beim Betrieb einer Anlage zur Erzeugung ionisierender Strahlung, einer Bestrahlungsvorrichtung oder einer Röntgeneinrichtung beschäftigten Personen anhand einer deutschsprachigen Betriebsanleitung durch eine entsprechend qualifizierte Person in die sachgerechte Handhabung eingewiesen werden,
2. die Einweisung bei der ersten Inbetriebnahme durch eine entsprechend qualifizierte Person des Herstellers oder Lieferanten vorgenommen wird,
3. über die Einweisung unverzüglich Aufzeichnungen angefertigt werden und
4. die Aufzeichnungen für die Dauer des Betriebes aufbewahrt werden.

Satz 1 ist auch anzuwenden bei der Anwendung von Röntgenstrahlung außerhalb der Anwendung am Menschen oder der Anwendung am Tier in der Tierheilkunde sowie im Zusammenhang mit dem Betrieb von Störstrahlern.

Autorenverzeichnis

Ernst Schneider

Ernst Schneider ist Jurist, Informationswissenschaftler und Experte für technisches Recht. Er gründete 2009 ein Redaktionsbüro und veröffentlichte mit seinen Mitarbeitern seither eine Vielzahl von Fachbüchern, Zeitschriften und elektronischen Informationsdiensten.

Ernst Schneider ist seit vielen Jahren Mitglied mehrerer Arbeitskreise im DIN e. V.

Mitarbeiter-Merkblatt Laser-, Röntgen- und Strahlenschutz

- Alle Änderungen durch die neue StrlSchV und das neue StrlSchG sind optimal aufbereitet und leicht verständlich.
- Praktische Hinweise erleichtern die tägliche Routine im Umgang mit Laser- bzw. Röntgengeräten.
- Inklusive Musterinformation für Betreuungs- bzw. Begleitpersonen sowie fertige Unter- und Einweisungsformulare.

Bibliografische Information der Deutschen Bibliothek
Die Deutsche Bibliothek verzeichnet diese Publikation in der Deutschen Nationalbibliografie; detaillierte bibliografische Daten sind im Internet über http://dnb.dnb.de abrufbar.

Mandichostraße 18
86504 Merching

Telefon: +49 (0)8233 381-123
Fax: +49 (0)8233 381-222
E-Mail: service@forum-verlag.com
Internet: www.forum-verlag.com

Titelfoto/-illustration: © grieze – stock.adobe.com
Satz: Fotosatz Hartmann, 86441 Zusmarshausen
Druck: Esser printSolutions GmbH, 75015 Bretten
Printed in Germany

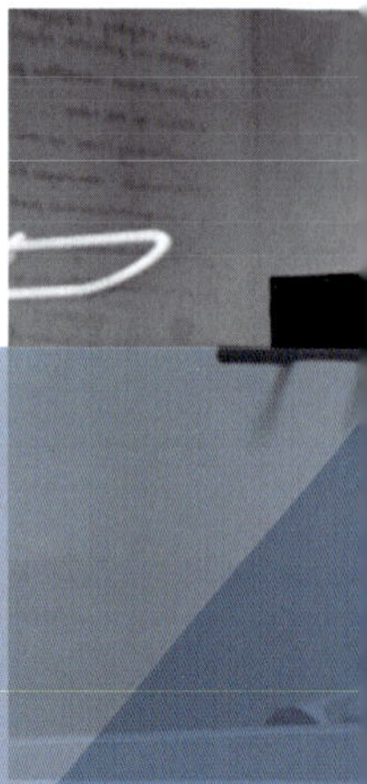

www.forum-verlag.com

ISBN 978-3-96314-219-2
9 783963 142192